SALUDABLE
MENTE

LUTTE NATURELLEMENT CONTRE LA CELLULITE

Alimentation et exercice physique

Contenido

Introduction

Ce livre contient différentes étapes, conseils et stratégies pour combattre avec succès la cellulite dans votre corps pour le reste de votre vie. Les mythes disent qu'une fois que vous avez de la cellulite, elle est incurable et que vous ne pouvez pas vous en débarrasser.

Ils n'ont tout simplement pas trouvé la solution et c'est exactement ce que je vais vous apprendre dans ce livre avec le régime et les exercices qui vous aideront à vous débarrasser de la cellulite naturellement.

Ce livre contient également des informations utiles concernant les causes ou les origines de la cellulite. Il explique également les faits concernant l'apparition de la cellulite chez les hommes et les femmes.

En outre, ce livre contient des informations utiles sur la façon d'utiliser l'exercice, la nourriture et d'autres solutions pour se débarrasser naturellement de la cellulite.

J'espère que vous l'apprécierez!

Chapitre 1: Comprendre la cellulite

Cellulite

Également connue sous le nom médical de dermopanniculose déformante, d'adiposité œdémateuse, de lipodystrophie gynécologique et de status protrusus cutis, il s'agit simplement de graisse sous-cutanée qui est poussée sous l'épiderme ou la couche externe de la peau. Comme vous le savez, le derme contient les glandes sudoripares, les follicules pileux, les vaisseaux sanguins et les récepteurs nerveux.

Sous ce derme, on trouve deux couches de graisse sous-cutanée. Cette graisse a tendance à se gonfler vers le haut dans le derme, ce qui lui donne une texture de peau d'orange qui est de la cellulite. Cependant, la cellulite a souvent un aspect irrégulier, car elle pousse contre le tissu conjonctif et provoque un plissement de la peau qui se trouve au-dessus.

Il est également plus probable qu'on le trouve sur les hanches, à l'arrière des cuisses et sur les fesses. Si vous avez de la cellulite, elle peut s'aggraver avec l'âge. Cependant, il n'y a pas lieu de s'inquiéter.

La cellulite n'est pas nuisible ni dangereuse pour votre vie. Bien qu'il soit inesthétique, il ne provoque pas d'effets secondaires majeurs. Elle peut également toucher les hommes et les femmes, mais est plus susceptible de se produire chez les femmes.

Pourquoi la cellulite s'aggrave-t-elle avec l'âge et pourquoi les femmes sont-elles plus susceptibles de l'attraper?

Les femmes sont plus susceptibles d'avoir de la cellulite en raison de la présence de certains tissus conjonctifs et de graisses dans leur corps. N'oubliez pas que le tissu conjonctif se trouve généralement dans le derme. Il est composé de collagène, d'eau et de tissu élastique, et fournit au derme une structure qui aide à le stabiliser.

Les femmes sont plus susceptibles d'avoir de la cellulite parce que leur tissu conjonctif a une structure qui est séparée par des colonnes de collagène. Grâce à cette disposition, une plus grande quantité de graisse est poussée à la surface de leur peau, ce qui lui donne un aspect capitonné.

Les hommes, en revanche, ont un tissu conjonctif qui présente plus de connexions croisées. Leur tissu conjonctif a également tendance à stocker la graisse sous la peau, ce qui lui permet de s'étendre vers l'intérieur. Les hommes ont aussi généralement un épiderme plus épais, ce qui rend leur cellulite beaucoup moins visible.

Cependant, le derme des femmes atteint généralement son épaisseur maximale lorsqu'elles atteignent la trentaine. De plus, le derme est lié par des tissus conjonctifs. Ainsi, lorsque les femmes vieillissent, leurs fibres élastiques et leur collagène commencent également à vieillir, ce qui entraîne un relâchement de leurs tissus conjonctifs.

Lorsque cela se produit, davantage de cellules adipeuses ont tendance à faire saillie dans leur derme et à accentuer l'apparence de la cellulite. En outre, le derme, l'épiderme et

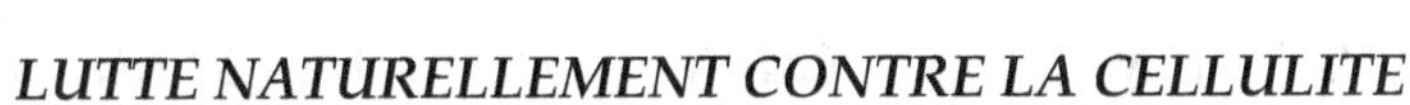

la couche supérieure du tissu sous-cutané des hommes sont différents de ceux des femmes.

Les hommes ont généralement des couches plus épaisses de tissu dermique et épidermique sur les fesses et les cuisses que les femmes.

Classifications et types de cellulite

La cellulite est généralement classée selon trois grades. En première année, la cellulite ne présente pas de symptômes cliniques. Un examen microscopique des cellules d'une zone particulière doit être effectué pour détecter tout changement anatomique sous-jacent. Au deuxième degré, la cellulite exige que la peau devienne pâteuse ou pâle, réduise son élasticité et ait une température plus basse.

Cela s'ajoute aux changements anatomiques constatés lors des examens microscopiques.

Enfin, au troisième degré, la cellulite ressemble à la peau d'orange et présente une rugosité visible. Il montre également les signes associés aux deux premières années scolaires. Les deux types de cellulite, en revanche, sont ceux qui proviennent de la compression ou du pincement des tissus des fesses ou des cuisses, et le type peau d'orange ou matelas.

La cellulite due à la compression ou au pincement des tissus des fesses ou des cuisses est ce que vous voyez généralement lorsque vous croisez vos jambes en vous asseyant. Ce type de cellulite est typique de presque toutes les femmes de tous âges. C'est aussi la compression des chambres à graisse qui se trouvent sous la peau. Quant à la peau d'orange ou cellulite de matelas, c'est le type que les femmes ont généralement quand elles sont couchées ou dans leur posture naturelle.

Pourquoi la cellulite apparaît-elle souvent sur les fesses et les cuisses?

Il a été constaté que les femmes ont plus de graisse corporelle que les hommes. Chez les femmes, la fourchette de graisse corporelle saine se situe entre vingt et vingt-cinq pour cent. Chez les hommes, cependant, la fourchette de graisse corporelle saine est d'environ dix à quinze pour cent.

Les fesses et les cuisses des femmes ont tendance à stocker la graisse.

Ce type de dépôt de graisse est connu sous le nom de forme de poire ou de gynécée. La graisse corporelle est stockée principalement grâce à l'action de l'enzyme lipoprotéine lipase.

Cette enzyme se trouve dans les parois des vaisseaux sanguins de tout l'organisme. Elle agit comme une enzyme de régulation, qui contrôle la répartition des graisses dans les différents magasins de l'organisme. Il a été constaté que les femmes ont une plus forte concentration de LPL que les hommes. Selon Pollock et Wilmore, ils ont également tendance à être plus actifs dans les régions des cuisses et des hanches.

Quel est le lien entre le poids et l'apparition de la cellulite?

Le poids peut être un facteur dans l'apparition de la cellulite. S'il est vrai que la cellulite peut apparaître chez les personnes minces, elle est plus susceptible d'apparaître chez les personnes grosses ou en surpoids. D'un autre côté, même si vous perdez beaucoup de poids, vous pouvez toujours avoir de la cellulite. Pourquoi en est-il ainsi ? Vous devez garder à l'esprit que les chambres de graisse sous-jacentes de votre corps ne changent pas vraiment malgré la perte de poids.

Si vous voulez obtenir une adaptation optimale de la peau lorsque vous perdez du poids, votre perte de poids doit être progressive. Vous devriez viser à perdre du poids progressivement plutôt que de façon immédiate. C'est pourquoi les régimes extrêmes ou à la mode ne sont pas recommandés.

Cela est particulièrement vrai si vous êtes d'âge moyen ou plus âgé. N'oubliez pas que l'élasticité de la peau n'est à son meilleur qu'à l'âge de 35 ou 40 ans.

Avant cela, les fibres élastiques et le collagène peuvent mieux se rétracter à des volumes plus faibles.

L'âge chronologique

Si vous envisagez de subir une liposuccion dans l'espoir de perdre du poids et de vous débarrasser de votre cellulite, vous ne devez pas procéder à l'intervention. Vous voyez, la liposuccion n'est pas vraiment efficace pour traiter la cellulite. En fait, elle peut même aggraver l'apparence des fossettes.

Quelles sont les causes de la cellulite?

La cellulite peut être causée par divers facteurs. La génétique, par exemple, est un facteur important. Si votre famille a des antécédents de cellulite, vous avez de fortes chances d'en avoir aussi. Une mauvaise alimentation et la déshydratation sont également des facteurs importants. Si vous ne mangez pas d'aliments nutritifs et ne buvez pas d'eau régulièrement, votre peau peut être affectée.

Il n'est pas non plus recommandé de suivre un régime à la mode.

Les autres facteurs qui contribuent à l'apparition de la cellulite sont les changements hormonaux, le ralentissement du métabolisme et le manque d'activité physique. L'épaisseur et la couleur de la peau peuvent également influer sur l'apparition de la cellulite sur le corps. La cellulite tend à être beaucoup moins visible sur les peaux foncées. Ainsi, si vous avez la peau claire, vous pouvez utiliser un auto-bronzant pour aider à cacher la cellulite.

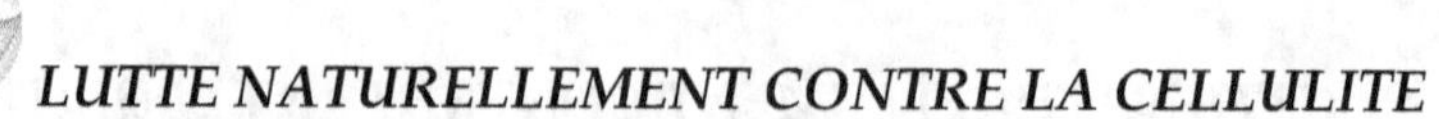

Chapitre 2: Exercices pour éliminer la cellulite

Comme mentionné dans le chapitre précédent, le manque d'activité physique peut contribuer à l'apparition de la cellulite dans le corps. Ainsi, si vous voulez prévenir ou réduire la cellulite, vous devez faire un effort pour faire de l'exercice régulièrement. Lever des poids, marcher, s'accroupir et faire des fentes, par exemple, sont autant d'excellents exercices qui peuvent aider à réduire la cellulite.

Marche et haltérophilie

Une marche rapide et régulière permet de tonifier vos cuisses et d'améliorer la qualité de votre peau. Si vous avez été sédentaire,

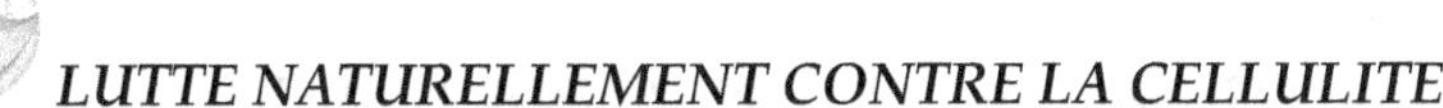

vous pouvez commencer par de courtes promenades dans votre quartier ou dans un parc voisin. Au fil du temps, vous pouvez augmenter progressivement le temps que vous consacrez à la marche rapide. Vous pouvez même monter.

L'haltérophilie est également très bien parce qu'elle vous aide à développer vos muscles. Plus on se muscle, plus on peut brûler de calories facilement et rapidement. Cela vous permet de perdre votre excès de poids et d'améliorer la qualité de votre peau. Vous pouvez inclure des poids libres, des appareils de musculation et des bandes de résistance dans votre programme de musculation.

Une combinaison d'entraînement cardiovasculaire et de musculation peut améliorer considérablement votre métabolisme. Et comme mentionné dans le chapitre précédent, un métabolisme lent est une autre raison pour laquelle vous pouvez avoir de la cellulite. Si votre métabolisme augmente, votre corps peut brûler plus de calories et puiser dans sa réserve de graisse.

En outre, vous pouvez remodeler les tissus de la peau et lisser la cellulite grâce à un entraînement à la résistance. Lorsque vous perdez du poids, vous pouvez également soulager la pression entre le tissu conjonctif et la graisse. Il en résulte une diminution de la cellulite. L'entraînement aux poids est idéal pour brûler les graisses et améliorer le tonus musculaire. Vous devriez passer vingt à quarante-cinq minutes, trois à cinq fois par semaine, à soulever des poids. Vous devriez également marcher au moins quarante-cinq minutes par jour, trois fois par semaine, à un rythme qui augmente votre pouls de cinquante à soixante pour cent. Bien entendu, veillez à attribuer un jour de repos. N'oubliez pas non plus de vous réchauffer et de vous rafraîchir.

Squats et fentes

Les squats et les fentes sont des exercices de base qui ne nécessitent aucun équipement. Vous pouvez donc les faire à la maison si vous ne pouvez pas aller à la salle de sport. Ces exercices ne nécessitent que l'utilisation de votre propre poids corporel. Veillez simplement à ne pas trop solliciter le bas du dos et les genoux pour éviter les blessures.

Pour faire des squats, vous devez d'abord vous tenir debout, le dos droit. Pliez les genoux et assurez-vous que vos cuisses sont parallèles au sol. Ensuite, repoussez vos fesses et utilisez les muscles de vos jambes pour vous lever. Idéalement, vous devriez faire au moins trois séries de 10 à 15 squats par semaine.

Si vous souhaitez que votre entraînement soit plus intense et plus stimulant, vous pouvez ajouter des haltères ou des poids. Les squats sont excellents pour les muscles des jambes tels que les muscles du bas de la jambe, les quadriceps et les ischio-jambiers. Ils sont également bénéfiques pour les muscles érecteurs, le grand fessier et le droit de l'abdomen.

De même, les fentes sont idéales pour resserrer les jambes et les fesses. Si vous voulez faire des fentes, vous pouvez essayer la fente de marche avec le biceps recourbé et la fente de vengeance. Pour ce faire, il faut commencer par se tenir debout, les pieds joints. Prenez une paire d'haltères de cinq à dix livres et placez-les à vos côtés.

Ensuite, avancez et amenez les haltères sur vos épaules. Veillez à ce que vos coudes restent près de votre corps. Ensuite, abaissez vos hanches et pliez vos genoux à 90 degrés. Gardez votre genou arrière proche et votre genou avant au-dessus de votre cheville.

Assurez-vous que votre genou arrière est bien dirigé vers le sol.

Puis, poussez votre pied droit vers l'avant et revenez à la position de départ. Faites descendre les haltères sur les côtés. Ce mouvement complète une répétition. Allez-y et répétez la routine avec votre jambe droite. Idéalement, vous devriez faire deux ou trois séries de 15 répétitions.

Si vous voulez faire la fente de la vengeance, vous devez d'abord vous tenir debout, les pieds écartés et les bras à côté. L'exercice Revenge Lunge est idéal pour les fesses et les quads. Vous devez vous élancer vers l'arrière avec votre pied droit, puis plier les genoux. Maintenez la position pendant un certain temps et recommencez. Vous devez faire douze à quinze répétitions.

Chapitre 3: Le yoga pour éliminer la cellulite

Le yoga est un autre excellent exercice qui peut vous aider à vous débarrasser de la cellulite dans votre corps. Il s'agit en fait d'une forme d'exercice de résistance qui peut améliorer votre tonus musculaire et augmenter votre masse musculaire. De plus, il peut améliorer votre santé générale en diminuant la graisse qui contribue à l'apparition de la cellulite, ainsi qu'en améliorant votre tonus musculaire.

Le yoga consiste essentiellement en des postures qui mettent votre corps dans des positions qui nécessitent des contractions musculaires contre le poids du corps ou la gravité. Le yoga permet de lisser efficacement les cuisses spongieuses et d'éviter la réduction de la circulation lymphatique.

Vous devez garder à l'esprit que le fait d'avoir de la cellulite peut être une indication de cet état. La lymphe est le liquide qui transporte les globules blancs vers les ganglions lymphatiques. Il est nécessaire de lutter contre les germes. Grâce au yoga, vous pouvez permettre à votre lymphe de se déplacer librement dans les zones de graisse. Cela permet à votre corps de réduire l'apparition de la cellulite et de se débarrasser des toxines.

Les postures de yoga suivantes sont recommandées si vous souhaitez réduire l'apparition de la cellulite dans votre corps. Veillez à vous échauffer avant de faire de l'exercice et à vous rafraîchir après.

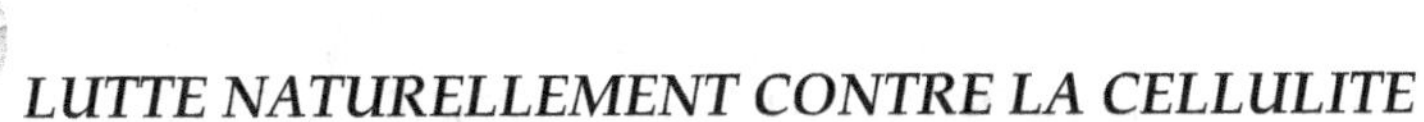

Position demi-épaule

Cette posture peut se faire en s'allongeant sur le dos et en soutenant les bras le long du torse. Vous devez également plier et enrouler vos genoux vers votre front, et placer vos mains sous vos hanches pour vous soutenir. Posez vos coudes sur le sol et maintenez cette position huit à dix fois. Enfin, relâchez lentement vos genoux et tournez-vous.

Tenez-vous debout, les épaules soutenues. Si vous voulez faire cette position, vous devez vous allonger et reposer vos épaules sur un oreiller ou une couverture. Veillez à garder votre tête au moins un pouce plus bas que vos épaules. Ensuite, posez vos paumes sur le sol et pliez les genoux. Soulevez lentement le bas de votre dos, vos fesses et vos pieds du sol et poussez vos jambes vers le haut. Pliez les coudes et placez vos paumes contre le bas de votre dos lorsque vous soulevez vos jambes et vos pieds. Maintenez cette position pendant environ trente secondes à cinq minutes.

Penchez-vous en avant sur vos pieds.

Pour ce faire, vous devez vous tenir debout, les pieds bien écartés.

Agenouillez-vous en avant au niveau des hanches et pliez les genoux. Reposez votre poitrine sur le haut de vos cuisses tout en déplaçant votre tête vers le sol. Assurez-vous que vos jambes sont bien droites et que vos muscles quadriceps sont activés. Faites attention à ne pas bloquer vos genoux. Les sauts doivent rester au-dessus du centre de vos pieds. Maintenez cette position pour cinq à huit chefs d'accusation.

Pose de labourage

Si vous voulez faire la position de la charrue, vous devez d'abord faire la position demi-épaule. Ensuite, vous devez redresser vos jambes, en les étendant vers l'arrière. Gardez les orteils au sol pendant que vous tendez les bras. Gardez les paumes de vos mains face vers le bas lorsque vous vous approchez du sol. Maintenez cette position pendant huit ou dix chefs d'accusation. Enfin, ramenez vos genoux à la position initiale et retournez-vous.

La pose de l'aigle

Pour faire cette pose, vous devez fléchir les genoux et croiser votre jambe droite par-dessus l'autre. En fait, vous devriez le traverser deux fois derrière votre mollet ou votre cheville, mais c'est normal si vous n'êtes pas assez souple pour le faire. Ensuite, vous devez mettre votre bras droit sous votre bras gauche. Placez vos mains en serrant bien les cuisses. Tirez votre ventre vers votre colonne vertébrale et descendez sur le sol. Pliez les genoux et maintenez cette position pendant cinq points.

Pose de la chaise

Pour faire la pose de la chaise, vous devez vous tenir debout en touchant vos orteils. Pliez légèrement les genoux en écartant les chevilles. Ensuite, ramenez vos hanches. Imaginez que vous êtes assis sur une chaise. Soulevez votre poitrine et vos bras et tendez-les aussi haut que possible. Assurez-vous que vos épaules sont détendues pendant que vous tenez votre région abdominale vers l'intérieur. Essayez d'atteindre un angle de quatre-vingt-dix degrés avec vos jambes et maintenez cette position jusqu'à huit fois avant de vous lever.

Pose de pont

Pour ce faire, vous devez vous allonger sur le dos et plier les genoux. Gardez les pieds sur le sol et détendez vos fesses.

Relevez les hanches tout en rentrant le coccyx. Si vous voulez vous étirer davantage, poussez vos épaules vers le haut tout en passant vos doigts sous vos hanches.

Ensuite, placez vos poings sur le sol et resserrez vos muscles centraux, vos fesses et vos ischio-jambiers. Maintenez cette position jusqu'à huit fois avant de descendre lentement vers le sol.

La pose de la face de vache

Si vous voulez faire cette position, vous devez tomber à genoux et à mains nues. Faites glisser votre jambe droite vers l'arrière et utilisez-la pour croiser l'autre jambe.

Serrez l'intérieur de vos cuisses tout en ouvrant vos pieds et asseyez-vous entre vos talons. Vous devez rester assis jusqu'à ce que vous commenciez à sentir un relâchement au niveau des hanches et des fesses. Vous devez également ressentir un étirement autour de vos cuisses. Maintenez cette position jusqu'à dix fois.

Chien tourné vers le bas

Pour faire cette pose, vous devez vous pencher en avant et placer vos mains sur le sol. Ensuite, vous devez reculer tout en levant les hanches.

Autant que possible, vous devez garder les pieds sur terre, mais c'est normal si vous ne pouvez pas.

Guerrier je pose.

Vous devez d'abord faire la pose du chien face vers le bas si vous voulez faire cette pose. Il faut alors mettre un pied en avant. Assurez-vous qu'il est perpendiculaire à l'autre pied.

Avancez vos hanches en soulevant votre corps. Levez les mains, mais veillez à ce que vos genoux avant ne dépassent pas vos orteils. Veillez également à bien redresser votre jambe arrière.

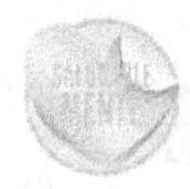

Pose du guerrier III

C'est une autre pose guerrière que vous devez faire si vous voulez réduire l'apparition de la cellulite dans votre corps.

Pour faire cette pose, vous devez vous tenir debout avec les pieds joints mais avec l'orteil gauche pointant vers l'arrière.

Ensuite, vous devez avancer votre poids vers votre jambe droite et relever votre jambe gauche tout en abaissant votre tête et votre torse. Enfin, vous devez placer vos mains sur les côtés tout en gardant les orteils, la cuisse et la hanche gauches en bas et la rotule droite en haut. Maintenez cette position pendant cinq chefs d'accusation.

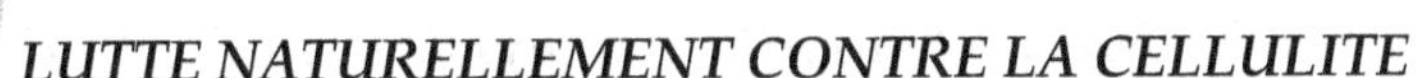

Chapitre 4: Régime alimentaire pour éliminer la cellulite

En plus de l'exercice physique, une bonne alimentation est essentielle pour éliminer ou réduire l'apparition de la cellulite. Il est évident que si vous ne mangez pas des aliments qui contiennent suffisamment de nutriments, votre peau sera de mauvaise qualité. Cela peut vous faire développer plus facilement de la cellulite. Si vous voulez avoir une bonne peau et vous débarrasser de la cellulite, vous devriez essayer d'inclure les aliments et boissons suivants dans votre régime alimentaire habituel

Poissons gras: L'idéal est de manger des sardines et du saumon car ce sont des poissons gras qui contiennent de grandes quantités d'acides gras oméga-3, qui combattent l'œstrogène et aident à réduire la cellulite. Vous devez également manger des huîtres, ainsi que des céréales et autres glucides qui contiennent des oméga-3.

Agrumes: Les citrons et les oranges peuvent réduire l'effet des hydrates de carbone, qui sont digérés et transformés en sucre. Le sucre est mauvais pour l'organisme car il peut affecter le niveau d'insuline. En outre, les agrumes sont idéaux car ils peuvent aider à nettoyer le foie et à réduire les niveaux d'œstrogènes, ce qui rend les cuisses et les jambes plus fermes.

Vin rouge: Cette boisson contient du resvératrol, qui a des effets anti-âge. Il peut également réduire les niveaux d'œstrogènes. Le resvératrol est couramment présent dans la peau du raisin, mais peut également être pris en complément.

Poitrine de poulet: La poitrine de poulet sans peau peut équilibrer efficacement votre taux d'insuline. Il contient également des protéines, qui vous aident à vous sentir plus rassasié plus longtemps et ralentissent votre processus de digestion. Cela peut aider à ralentir la libération d'insuline dans votre corps et à maintenir votre taux de sucre dans le sang en équilibre.

N'oubliez pas que la production d'insuline peut avoir un effet important sur la cellulite. Plus la production d'insuline est importante, plus la cellulite peut apparaître dans votre corps.

Ail et oignon: Ces légumes font partie de la famille des allium. Ils peuvent faire baisser votre taux d'insuline et avoir d'autres effets médicinaux. Bien qu'ils puissent être cuits, il est préférable de les manger crus. Vous pouvez ajouter de l'ail frais et de la vinaigrette aux oignons à votre salade. Cependant, vous pouvez aussi manger du poireau, de l'échalote et des oignons verts. Ils sont également membres de la famille allium.

Fromage affiné: Il est riche en CLA ou acide linoléique conjugué, un composé qui réduit naturellement les niveaux d'œstrogènes. L'acide linoléique conjugué se trouve également dans les produits laitiers de vache, tels que le beurre et le fromage. Vous devez également éviter ces produits si vous êtes en surpoids ou obèse, car ils peuvent augmenter le risque de résistance à l'insuline.

Avocat: Ce super aliment est riche en folate, en fibres et en potassium. Il peut maintenir vos niveaux d'insuline en équilibre et prévenir l'apparition de la cellulite.

Asperge: Contient du folate, qui aide à métaboliser le stress. Si vous êtes en âge de procréer, veillez à ne pas manquer de folate pour prévenir la cellulite. Vous pouvez également obtenir de l'acide folique à partir de haricots et d'autres légumes à feuilles vertes.

Thé vert: Contient de puissants antioxydants qui peuvent prévenir la cellulite. Selon des études, le thé vert peut augmenter votre métabolisme et réduire vos réserves de graisse. Il peut également vous aider à perdre du poids. C'est très important si vous êtes en surpoids ou obèse, car perdre du poids peut vous aider à réduire la cellulite. N'oubliez pas que la cellulite est constituée de poches de graisse inégalement placées, il est donc essentiel d'éliminer cette graisse. Si vous voulez que votre peau soit plus douce, vous devez boire du thé vert pour épuiser ces sachets.

Thé à la camomille: Des chercheurs ont découvert que le thé à la camomille peut aider à réduire l'anxiété. Comme vous le savez, le stress peut contribuer à l'apparition de la cellulite. Donc, si vous ne voulez pas avoir de cellulite, vous devez vous assurer que vous êtes toujours détendue et sans anxiété.

Cerises: Les baies, en général, sont efficaces pour équilibrer les niveaux d'insuline. Les cerises ont un faible index glycémique, ce qui les rend idéales pour le sucre dans le sang. Contrairement à d'autres fruits, ils n'augmentent pas rapidement le taux de glycémie. En plus des cerises, vous devriez aussi manger des pommes, des pêches et des poires.

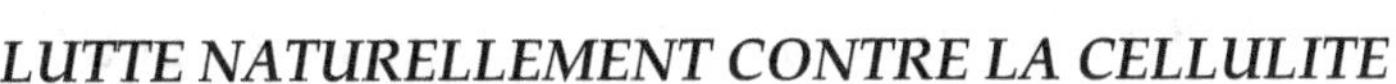

Concombre: Il contient presque 90 % d'eau, ce qui le rend excellent pour maintenir votre corps hydraté. Comme vous le savez, la déshydratation peut provoquer l'apparition de cellulite dans votre corps. Pour rester hydraté, il faut boire beaucoup d'eau et manger des aliments riches en eau, comme la pastèque, la laitue, le céleri, le chou, les tomates et le brocoli.

Noix crues: Ces aliments contiennent des composés anti-œstrogènes et des stérols végétaux, qui empêchent le mauvais cholestérol d'être absorbé par l'organisme. Manger des noix crues peut augmenter votre progestérone si vous êtes une femme ou votre testostérone si vous êtes un homme, équilibrant ainsi les niveaux d'œstrogènes actifs.

Grains entiers: Comme les noix brutes, les grains entiers contiennent également des stérols végétaux. Le germe de blé, le blé complet, le riz brun, le son, le son de riz et le son d'avoine sont les plus riches en stérols végétaux. De plus, les céréales complètes peuvent équilibrer les niveaux d'insuline et vous donner une sensation de satiété plus longtemps.

Papaye: Ce fruit est riche en vitamine C, qui favorise la production de collagène et maintient la peau ferme et tendue. Vous devez garder à l'esprit que le collagène est très important car il empêche votre peau de tomber. Elle empêche également de voir les dépôts de graisse.

Argile verte: Elle peut stimuler la circulation lymphatique et sanguine, absorber les graisses et les impuretés, renforcer et réparer les tissus conjonctifs et éliminer les cellules mortes de la peau. Il est donc idéal pour réduire la cellulite.

Huile de mandarine: Elle peut aider à améliorer la circulation sanguine et à briser la cellulite et les poches de graisse. Elle peut également aider à détoxifier tout votre corps.

Ginkgo Biloba: Depuis les premiers siècles, cette herbe est utilisée par les gens pour traiter diverses maladies. Bien que la cellulite ne soit pas vraiment une maladie, elle peut toujours être traitée avec du ginkgo biloba car cette plante peut améliorer la circulation. N'oubliez pas qu'une bonne circulation est essentielle pour obtenir une texture de peau uniforme et un transfert plus efficace de la graisse de la cellulite vers les tissus musculaires.

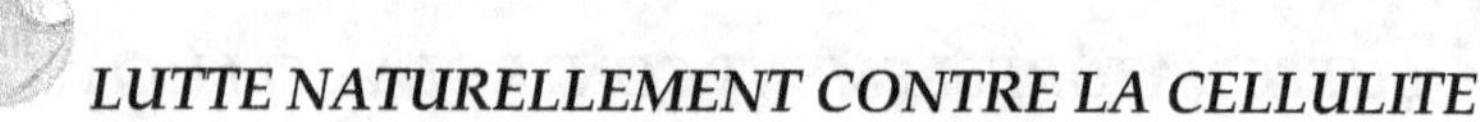

Conclusion

J'espère qu'il vous a été utile et qu'il vous a donné beaucoup de valeur pour ce que vous pouvez réaliser avec ce que vous avez appris aujourd'hui!

Je crois que vous pourrez aider à résoudre votre problème de cellulite à condition de prendre des mesures et de les mettre en pratique.

L'étape suivante consiste à appliquer les exercices et les techniques de yoga, y compris le régime alimentaire que je vous ai expliqué dans ce livre, sinon vous n'aurez que toutes ces connaissances qui vous montreront comment éliminer la cellulite, mais cela ne servira à rien si vous n'agissez pas dès maintenant et si vous n'appliquez pas ces stratégies dans votre vie quotidienne pour obtenir des résultats massifs!

Commencez à vivre plus sainement!

Merci et bonne chance!